ÉTUDE

SUR LES

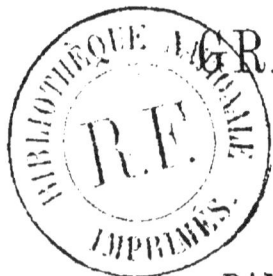

GRANDES ÉPIDÉMIES

QUI ONT RÉGNÉ EN PROVENCE

ET

DANS LA VILLE D'AIX EN PARTICULIER

Lecture faite dans la séance publique du 18 juin 1878
de l'Académie des Sciences, Agriculture,
Arts et Belles-Lettres d'Aix

Par le Docteur E. BOURGUET

AIX

IMPRIMERIE PUST FILS, RUE DU GRAND-BOULEVARD, 5

1878

ÉTUDE

SUR LES

GRANDES ÉPIDEMIES

QUI ONT RÉGNÉ EN PROVENCE

ET

DANS LA VILLE D'AIX EN PARTICULIER

L'histoire des épidémies, sans offrir le charme et l'attrait qui s'attachent à l'histoire des hauts faits d'armes et des grands événements qui élèvent ou abaissent les nations, n'en est pas moins digne de fixer l'attention des hommes sérieux, animés de l'amour du bien public, ayant à cœur la vie et la santé de leurs semblables.

Cette histoire, d'ailleurs, a ses actes de valeur et ses actions d'éclat, en même temps que ses héros et trop souvent aussi ses martyrs !

S'il est incontestable que l'homme qui affronte courageusement la mort pour défendre sa patrie ou son foyer menacés, excite toujours en nous un sentiment d'admiration et d'enthousiasme, on ne saurait méconnaître, d'autre part, que celui qui sacrifie froidement sa vie pour le salut de ses concitoyens, sans autre mobile que le dévouement religieux, l'amour de ses semblables, ou le simple accomplissement de son devoir, un pareil homme a bien le droit, lui aussi, de trouver des panégyristes et d'être offert en exemple ?

Mais à côté de ces dévouements sublimes que les épidémies ont le privilége de faire naître, que de fois ne voit-on pas aussi se montrer l'égoïsme, les passions de toute sorte, l'intolérance, l'injustice, les préjugés, la superstition, les faiblesses du cœur humain...! Que d'enseignements utiles ne mettent-elles pas sous nos yeux, de réflexions dont les philosophes et les moralistes peuvent faire leur profit, combien chacun de nous enfin peut-il puiser dans cette étude des conseils, des exemples, des règles de conduite ?

Ces réflexions, messieurs, nous en avons la conviction, se sont déjà présentées à votre esprit. Elles ne sauraient donc vous paraître déplacées dans la circonstance actuelle. Vous en reconnaîtrez, d'ailleurs, la justesse, lorsque nous aurons soumis à votre appréciation quelques-uns des faits qui se rattachent aux épidémies dont la Provence et notre ville plus particulièrement ont été les témoins.

Par l'effet de sa situation géographique, par les rapports multipliés que cette contrée, et surtout la ville de Marseille, ont entretenus de tout temps avec les autres parties du monde, la Provence a été dans l'antiquité, comme dans les temps modernes, un foyer fréquent d'épidémies.

Parmi les grands fléaux qui ont ravagé notre sol et qui ont laissé des traces profondes de leur passage, la peste occupe incontestablement la première place.

Personne ne saurait dire si cette maladie avait régné dans notre pays avant l'occupation romaine, quoique tout semble porter à le croire. La première mention historique de l'existence de la peste en Provence appartient à J. César. Le conquérant des Gaules dit, en effet, que les Marseillais étaient affligés de la peste, lorsqu'ils se rendirent aux Romains, 49 ans avant Jésus-Christ. Mais la maladie qui obligea les Marseillais à se rendre était-elle véritablement la peste, ou bien était-ce, au contraire, une épidémie de typhus, de dyssenterie, de scorbut, maladies contagieuses comme la peste et qui se développent fort souvent dans les villes assiégées et affamées ? La question évidemment est plus facile à poser qu'à résoudre ; nous croyons cependant que cette dernière supposition est plus conforme à nos connaissances médicales actuelles, la peste ayant une grande tendance à se propager au loin et ne se localisant pas habituellement dans une seule ville.

La seconde épidémie de peste dont l'histoire nous ait transmis le souvenir, et ici tout doute nous paraît impossible, est celle qui ravagea l'Europe dans le courant du sixième siècle. La maladie, importée de l'Egypte, se déclara à Marseille en l'an 503. Agymonius, qui en fait mention, fournit en même temps une description des principaux symptômes du mal qui ne permet pas de douter que ce ne fût la véritable peste ou peste du Levant. Il ajoute un détail qui nous intéresse tout particulièrement : c'est que la maladie se propagea de Marseille aux autres villes de la Provence et qu'une grande mortalité en fut la conséquence.

Plusieurs épidémies semblables se déclarèrent encore dans notre contrée pendant ce même siècle et le commencement du septième. Grégoire de Tours, dans le récit qu'il en donne, dit que la maladie y fit de très-grands ravages, et que, pendant celle de 588 en particulier, les moissons séchèrent sur la terre faute de moissonneurs et les raisins restèrent sur les vignes jusque dans l'hiver, personne ne se trouvant pour les cueillir. Dans un autre endroit il ajoute que des maisons entières se transformèrent en sépulcres et toute la ville en un vaste cimetière.

Après ces diverses épidémies du sixième et du septième siècles, près de sept cents ans s'écoulèrent sans que la Provence eût à subir de nouvelles invasions de la peste, du moins, on n'en trouve aucune trace dans l'histoire générale aussi bien que dans l'histoire locale de ce pays.

Mais vers le milieu du quatorzième siècle, en 1346, la maladie, après avoir pris naissance en Chine, où elle enleva treize millions d'habitants, envahit successivement l'Inde, la Perse, la Turquie, l'Egypte, et arriva en Sicile. De là, elle se propagea dans les principales villes de l'Italie, décimant tour à tour Pise, Gênes, Florence, Naples, Venise, etc. La France fut atteinte, en 1347 et 1348, et la Provence, comme toujours, fut une des contrées les premières envahies et les plus éprouvées. On lit, dans la chronique de Saint-Victor, qu'elle enleva les deux tiers de la population de Marseille, et notre historien Pitton, dans les *Annales de l'Eglise d'Aix*, rapporte que cette année fut appelée l'année de la grande mortalité. Une des rues de notre ville, la rue *Rifle-Rafle*, doit à cette peste le nom qu'elle porte encore aujourd'hui, les personnes qui l'habitaient ayant toutes succombé.

Le mal ne se borna pas à Aix et à Marseille ; il s'étendit un peu partout. Pitton ajoute, en effet, que les villes et les villages restèrent sans habitants, et Pétrarque fait remarquer qu'elle dépeupla presque le monde entier.

Il y a sans doute quelque exagération dans cette affirmation de Pétrarque ; mais elle est excusable dans la bouche du poëte. On sait que la belle Laure succomba pendant le cours de cette épidémie et qu'elle contracta la peste, à ce que l'on rapporte, par le simple attouchement d'une femme qui lui offrit de l'eau bénite au sortir de l'église. Guy de Chauliac, qui l'observa à Avignon et qui en a donné une description très-saisissante et des meilleures pour l'époque, déclare d'ailleurs lui-même, qu'elle *laissa à peine la quatrième partie des gens.*

Avignon perdit vingt mille habitants dans l'espace de sept mois, dont quatorze cents en trois jours. A Montpellier, sur douze consuls, dix succombèrent et un seul médecin fut épargné. Nîmes fut tellement frappé que plusieurs années après on ne trouvait personne qui voulût se charger des fonctions de peseur public.

Pendant le reste du quatorzième siècle, tout le quinzième, le seizième, le dix-septième et la première partie du dix-huitième, la peste reparut un très-grand nombre de fois en Provence, comme presque partout en Europe.

Pour ce qui se rapporte à Aix seulement, notre ville en fut affligée à vingt-deux reprises différentes, savoir : en 1348, 1390, 1416, 1421, 1451, 1467, 1484, 1502, 1507, 1521, 1523, 1530, 1546, 1564, 1580, 1581, 1587, 1629, 1630, 1650, 1664, 1720, c'est-à-dire deux fois au quatorzième siècle, cinq fois au quinzième, dix fois au seizième, quatre fois au dix-septième et une fois au dix-huitième siècle.

A quelles causes faut-il attribuer la longue persistance de cette maladie et ses réapparitions fréquentes dans notre vieille Europe pendant tout le moyen âge ?

Evidemment un certain nombre de ces épidémies si meurtrières étaient de provenance exotique et doivent être attribuées par conséquent à l'importation du mal de ses pays d'origine, l'Inde, la Perse, la Turquie, l'Egypte, etc. Mais beaucoup d'autres aussi se développaient sur place et ne peuvent être rapportées, dès lors, qu'à des germes mal éteints d'une épidémie antérieure ou à des causes accidentelles purement locales.

Tout en reconnaissant que la marche suivie par le choléra au dix-neuvième siècle, son apparition brusque, en certains lieux, sans importation nouvelle, peut être invoquée en faveur de la première de ces deux hypothèses, nous croyons néanmoins qu'il serait irrationnel de ne pas tenir compte des causes particulières, c'est-à-dire des conditions matérielles, tant hygiéniques que sociales, au milieu desquelles vivaient les populations du moyen âge.

Personne n'ignore qu'à cette époque de notre histoire l'hygiène publique, au sein des villes comme dans les campagnes, était dans un état des plus déplorables, non seulement parce que les mesures de salubrité les plus essentielles, souvent même les plus élémentaires, faisaient défaut presque partout, mais encore par ce motif que les villes et les villages étaient mal bâtis, les rues étroites tortueuses, manquant généralement d'air et de lumière, de même que les habitations particulières, par suite de la nécessité où se trouvaient les grands comme les petits centres de population d'être entourés de remparts et de fossés qui leur permissent de résister aux ennemis du dehors ou qui les missent à l'abri des incursions et des rapines de leurs voisins.

D'un autre côté, le sol était mal cultivé, l'état de guerre presque permanent, la misère générale, les famines fréquentes, le peuple surchargé d'impôts de toute sorte, enfin le pays parcouru dans tous les sens par des armées de vagabons et de pillards qui rançonnaient les paysans, brûlaient et détruisaient leurs demeures et leurs récoltes, quand ils respectaient leur vie.

Qu'y a-t-il d'étonnant, d'après cela, de voir apparaître, de temps à autre, des maladies présentant le caractère épidémique et pestilentiel ?

Mais toutes ces épidémies, malgré le nom qu'on leur donnait, étaient-elles la véritable peste ?

Ici le doute nous semble plus que permis.

Certainement, comme nous l'avons donné à entendre, les grandes épidémies du sixième et du quatorzième siècles, plusieurs de celles du quinzième, du seizième, du dix-septième, la peste de Provence de 1720, appartiennent à la peste proprement dite, à la forme grave, épidémique et contagieuse de la maladie (peste noire, peste du levant, peste bubonique).

Mais les petites épidémies que l'on voit se re-
produire si souvent au moyen-âge et coïncider
avec des guerres, des famines ou d'autres cala-
mités publiques, nous paraissent pouvoir être
rapportées avec tout autant, sinon avec plus de
fondement, au typhus, à la suette, au scorbut, à
la dyssenterie épidémiques, maladies revêtant
comme la peste le caractère contagieux et dont la
cause initiale, beaucoup plus que pour la peste,
se rattache à la misère, aux privations de toute
espèce, à l'usage de grains altérés ou avariés, de
viandes provenant d'animaux atteints de maladies
contagieuses ou surmenés, aux mauvaises conditions hygiéniques des populations, enfin aux
grandes agglomérations humaines et à l'encom-
brement qu'entraînent fatalement les guerres et
les siéges.

Bien plus, quelques-unes de ces maladies pestilentielles ne pourraient-elles pas s'expliquer
par de simples épidémies de fièvre typhoïde analogues à celles que nous observons tous les jours,
ou au *typhus fever* qui se présente assez fré-
quemment en Irlande et ailleurs, à la suite de
mauvaises récoltes ou d'autres circonstances cli-
matériques ; ou bien encore ne se rattachent-elles
pas à des épidémies de fièvre charbonneuse, maladie transmise des animaux à l'homme ou déve-
loppée à la suite de l'usage de la viande d'animaux morts du charbon ; quelques autres ne
seraient-elles pas des épidémies d'ergotisme, maladie bien connue, occasionnant, de même que la
peste, la gangrène des membres ou d'autres parties du corps, et déterminée par l'emploi alimen-
taire du seigle, du maïs ou d'autres céréales alté-
rées ; enfin pour diverses localités d'une insalu-
brité notoire, particulièrement en Provence, ne
pourrait-on pas invoquer aussi l'existence d'épidémies de fièvres pernicieuses, affection qui en-
lève les malades tout aussi rapidement que la
peste... ?

Vous le voyez, Messieurs, la nature de toutes les pestes dont l'histoire du moyen âge nous a transmis le souvenir, n'est pas aussi évidente et aussi clairement démontrée qu'on l'admet généralement.

Quoiqu'il en soit à cet égard, la Provence, comme le reste de l'Europe, plus même encore que bien d'autres contrées, eut à subir un très-grand nombre de maladies contagieuses et pestilentielles pendant l'intervalle compris entre le milieu du quatorzième siècle et le milieu du dix-septième. Plusieurs de ces épidémies, il est vrai, furent légères et restèrent localisées; mais beaucoup d'autres aussi furent très-graves et occasionnèrent une extrême mortalité.

Ainsi la peste de 1348, nous l'avons déjà vu, fut si cruelle à Aix qu'elle enleva la plus grande partie de ses habitants et qu'une rue toute entière fut complétement dépeuplée.

Celle de 1521, quoique moins meurtrière, mérite cependant d'être citée comme une de celles qui présentèrent un caractère fort sérieux. Elle occasionna une très-grande consternation parmi toutes les classes de la société, et, en fort peu de temps, la ville se trouva presque entièrement déserte, soit par la mort, soit par la fuite des habitants. Le Parlement se retira à Manosque et ne rentra à Aix qu'après une absence de treize mois.

Il en fut de même de celle de 1546. La frayeur ou plutôt la terreur que le mal inspirait furent portées à un si haut degré, que les personnes qui en étaient frappées se considéraient d'avance comme destinées à succomber et qu'on vit des femmes se faire coudre dans leurs suaires dès les premiers moments de la maladie (*Mém. de M. F. de Saint-Vincent*, t. 1, p. 482).

Celle de 1580 fut la plus grave de toutes après celle de 1348. Elle dura plus d'une année et enleva près de dix mille personnes; dans certains moments, il y eut jusqu'à soixante-dix décès par jour, sans compter ceux qui se produisaient aux infirmeries des bords de l'Arc, où beaucoup de pestiférés étaient transportés, et qui renfermèrent jusqu'à mille malades à la fois.

Foulque Sobolis, procureur au siége général, qui a laissé un journal manuscrit de tout ce qui s'était passé de marquant pendant cette peste, rapporte des détails véritablement navrants. Il a vu, dit-il, « le fils coudre sa mère ; le père et la mère aller ensevelir leurs enfants. » Ses deux filles étant mortes, il se trouva lui-même dans la dure nécessité d'accomplir ce pénible devoir. Dans la ville, ajoute-t-il ailleurs, « ne se trouvaient meuniers qui voulussent moudre ni boulangers qui voulussent faire pain. » *(Jour. de F. Sobolis*, p. 52 et 55).

Matal, chanoine de St-Sauveur, qui a donné également une relation intéressante de cette peste et qui fit preuve de beaucoup de dévouement et de courage, raconte, au milieu de beaucoup d'autres détails, un trait qui prouve combien devait être grande la crainte que la maladie inspirait aux âmes les mieux trempées. « Ayant été appelé, dit-il, à confesser un conseiller au siége, M. de Rémusat, malade de la peste, j'entendis la confession par une fenêtre et je lui donnai l'absolution en me tenant au loin : *et existens a longe super pratum, dedi illi absolutionem dictorum peccatorum* ». *(Manuscr. de la biblioth. Méjanes, concernant le chapitre d'Aix*, t. 1er, p. 30.)

L'épidémie de 1629 figure encore parmi celles qui ont offert une véritable gravité. Du 31 juillet, jour où furent constatés les premiers cas, jusqu'au mois de juillet 1630, il succomba 3,890 personnes.

Comme dans les épidémies antérieures, la désertion fut à peu près générale et la panique très-grande. En vue de diminuer les dangers de la contagion, les prêtres chargés de confesser les malades, avant de les transporter aux infirmeries, parcouraient les rues de la ville portant suspendue à leur cou une petite boîte en argent dans laquelle était le Saint-Sacrement qu'ils administraient avec de petites pincettes ou en le plaçant sur une tranche de pain et mettant celui-ci près du malade. (*Arch. du chap. d'Aix; manuscr. de la biblioth. Méjanes, t.* 1, *p.* 213*).

Parmi les divers documents relatifs à cette peste que nous avons pu consulter, nous avons relevé un fait qui nous a frappé et sur lequel nous vous demanderons la permission de nous arrêter quelques instants.

Contrairement à ce qui avait été observé le plus habituellement, la peste cette fois n'était pas venue du Levant; elle avait été importée en Provence par les troupes du duc de Mantoue. Digne avait été la première ville attaquée. Aix le fut peu de temps après, et le Parlement, qui, depuis sa création par Louis XII, en 1501, avait constamment réglé les mesures de police à observer en temps de peste, se hâta de rendre un arrêt des plus sévères, ordonnant entre autres choses, que *tous les étrangers, quelle que fût leur qualité, sortiraient de la ville, ainsi que les juifs, avec leurs hardes.*

Ces mesures draconiennes décrétées par le Parlement de Provence vis-à-vis des personnes étrangères à Aix et surtout des juifs, qui avaient leur domicile et leurs intérêts dans la ville, nous paraissent aujourd'hui sauvages et inexcusables avec nos idées d'humanité, de générosité, de tolérance religieuse, d'égalité de tous les citoyens et de tous les cultes devant la loi; elles n'ont pourtant rien de bien extraordinaire quand on se reporte aux mœurs de l'époque et aux persécutions de toute sorte dirigées contre les juifs pendant tout le moyen âge, c'était même là une mesure relativement douce comparée aux vexations et aux atrocités sans nombre commises à leur égard quelques siècles auparavant.

Ainsi, durant la peste de 1348, un grand nombre de juifs avaient été mis à mort en Provence, sans distinction d'âge ni de sexe et leurs maisons livrées au pillage. A Toulon, quarante avaient été massacrés dans une seule nuit. (Papon, *Hist. de Provence*, t. III, p. 180).

Mais c'était encore peu de chose en comparaison de ce qui s'était passé ailleurs. A Strasbourg, par exemple, sur 1884 juifs qui habitaient cette ville, 900 avaient été brûlés vifs. A Mayence, 12,000 s'étaient brûlés eux-mêmes pour échapper à la persécution. En Allemagne et dans d'autres contrées de l'Europe des milliers de juifs avaient été pareillement torturés et massacrés. Les choses en étaient arrivées au point que la papauté s'en émut et que le souverain pontife Clément VI crut devoir intervenir en leur faveur.

Ces actes, que l'on ne saurait trop flétrir et qui déshonorent l'humanité, n'atteignirent pas seulement les juifs ; ils s'étendirent aussi, en certains lieux, à de pauvres malheureux dignes assurément d'un autre sort, et qui, à défaut des soins médicaux qu'eût réclamé leur état, auraient dû au moins inspirer de la pitié et trouver grâce devant la persécution : nous voulons parler des lépreux, qui, dans quelques endroits, furent impitoyablement mis à mort, étant considérés, de même que les juifs, comme les auteurs de la peste.

C'est que, messieurs, dans ces siècles de superstition et d'ignorance, le peuple, quand il était frappé par une épidémie, croyait en voir la cause partout et s'en prenait à tout dans la pensée de s'en garantir. Tantôt c'étaient les juifs, qui, dans les croyances de l'époque, l'occasionnaient par leurs *malices* et leurs *sortiléges* ; tantôt les lépreux ; tantôt les bohémiens ; d'autres fois enfin des magiciens, des jeteurs de sort, des empoisonneurs chargés d'empoisonner les fontaines, le pain, la viande, l'air atmosphérique lui-même...?

Tout en nous affligeant de semblables cruautés et de pareilles superstitions et en déversant sur elles le blâme qu'elles méritent, n'en soyons pas cependant trop surpris. Rappelons-nous que le dix-neuvième siècle, qui s'intitule avec orgueil le *siècle des lumières*, n'a pas été lui-même complé-

tement à l'abri de préjugés analogues. Souvenons-
nous, à ce sujet, des saturnales auxquelles a donné
lieu le choléra de 1832, à Paris et ailleurs, où de
pauvres malheureux ont été massacrés sous prétexte d'empoisonnement public, tout comme pendant le moyen âge, et, longtemps auparavant, il y
a plus de vingt-deux siècles, à Athènes, pendant
la peste du Péloponèse.

Il faut bien le reconnaître, messieurs, quelque
pénible que puisse paraître un pareil aveu : les préjugés, l'ignorance, la superstition, les excès et les
passions populaires sont de tous les temps et de
tous les lieux. Il est du devoir des hommes de
progrès et de caractère indépendant de les signaler
et de les combattre partout où ils les rencon-
trent. Les masses, que leurs flatteurs représen-
tent assez volontiers comme possédant partout et
toujours des instincts généreux et des sentiments
magnanimes, se montrent trop souvent, hélas ! aux
yeux d'un observateur désintéressé, pendant le
règne d'une épidémie, comme en temps de révo-
lution, égoïstes, injustes, intolérantes, quand elles
ne sont pas dures et cruelles et qu'elles ne vont
pas jusqu'à détruire et massacrer, sans pitié comme
sans remords, hommes et choses qui leur font
ombrage, en un mot tout ce que leurs rancunes
ou leurs préjugés les portent à considérer comme
la cause de leur misère, de leurs malheurs ou de
leurs souffrances. Les foules qui brûlaient les
juifs et les lépreux au moyen âge ne diffèrent, que
par l'époque, de celles que nous avons vues de nos
jours incendier Paris et massacrer les otages.

Mais nous avons hâte, messieurs, de revenir à
notre sujet.

La peste de 1629, dont quelques épisodes viennent d'être déroulés devant vous, n'a pas été la
dernière qui ait affligé notre ville. La maladie
reparut à Aix, en 1650 et 1664. Ces deux épidémies, toutefois, furent relativement légères, surtout celle de 1664. Il n'en fut malheureusement

pas de même de celle dont il nous reste à vous entretenir.

Au printemps de 1720, la peste fut importée à Marseille de la Palestine et de la Syrie. Après avoir débuté, ainsi que cela a lieu le plus généralement, d'une manière insidieuse, le mal s'étendit avec rapidité, et notre cité, comme d'ordinaire, en dépit d'un arrêt du Parlement qui interdisait, sous peine de mort, toute communication avec sa voisine, fut atteinte à son tour, au commencement d'août de la même année. L'épidémie dura près d'un an ; elle enleva 7,534 personnes, environ le tiers de la population. Marseille, de son côté, perdit près de 40,000 habitants. La plupart des autres villes et un assez grand nombre de petites localités de la Provence payèrent également un large tribu à l'épidémie. Sur une population totale de 247.894 individus comprenant l'ensemble des communes frappées, il périt 87,659 personnes.

Cette peste a été la dernière. Elle a laissé, à Aix comme à Marseille, des souvenirs qui y sont encore vivants et donné lieu à des actes de dévouement et de charité qui sont devenus presque légendaires.

Malheureusement, à côté de ces actes de vertu qui honorent l'humanité et la font aimer, on rencontre, de même que dans les pestes antérieures, quoique en moins grand nombre, des défaillances morales qui mettent en évidence ce fait incontestable, à savoir : que, pendant le règne des épidémies, le cœur se resserre et le sentiment de la conservation personnelle fait oublier souvent les devoirs les plus sacrés.

Ces deux tendances bien différentes, mélange du bien et du mal que l'on retrouve partout et qui forment le fond de la nature humaine, s'accusent très-nettement quand on étudie en détail et sans parti pris les diverses épidémies que nous avons passées en revue.

Il suffira, pour le démontrer, d'emprunter à chacune d'elles les faits les plus saillants qu'elles renferment.

Cette évocation du passé, outre qu'elle est un acte de justice, constitue en même temps une étude de mœurs prise sur le vif, qui montre les étapes successives parcourues par la civilisation et le progrès social. On y découvre cette donnée fortifiante et consolante que le courage civique, le sentiment du devoir, l'esprit de sacrifice, l'amour de nos semblables, la conception de la solidarité humaine, en un mot, n'ont pas été en s'affaiblissant dans le cours des siècles, comme quelques esprits chagrins seraient disposés à le croire ; qu'ils sont, au contraire, plus développés qu'aux époques antérieures et que le perfectionnement, en toutes choses, malgré quelques lacunes et quelques éclipses accidentelles, reste une des lois fondamentales et inéluctables de l'humanité.

A l'appui de cette conclusion que certains trouveront peut-être trop optimiste, mais que nous croyons profondément vraie, il nous suffira de rappeler quelques-uns des faits concernant les épidémies de peste dont notre histoire locale a conservé le souvenir.

Pendant tout le moyen âge, au moment d'une épidémie, la désertion des personnes chargées de fonctions publiques représente un fait à peu près général. Les consuls, les membres du clergé et de la magistrature, les médecins, les chirurgiens, les pharmaciens, les bouchers, les boulangers, les personnes exerçant les fonctions les plus indispensables prennent régulièrement la fuite à la moindre crainte de la peste.

Une pareille conduite étonne si peu à cette époque, qu'on la voit sanctionnée, pour ainsi dire, par des délibérations officielles.

Ainsi, il existe dans les archives municipales de notre ville une délibération, à la date du 10 août 1521, par laquelle les consuls sont autorisés, *à cause des craintes de la peste, à transmettre tous leurs pouvoirs en cas d'absence.*

Une délibération analogue est prise par le Chapître de St-Sauveur, en 1580, 1629, 1650, 1720, statuant *qu'en temps de peste, un seul chanoine, restant à Aix, pourra pourvoir aux bénéfices, et que ces nominations seront homologuées au Parlement.* (Mém. de M. F. St-Vincent, t. 11, p. 439).

Les exemples particuliers viennent confirmer, d'ailleurs, de tout point, ces deux délibérations et justifient nos appréciations

Ainsi, pendant la peste de 1348, l'archevêque d'Aix, Arnaud de Narcisso, abandonne la ville et se réfugie à son château de Puyricard où il ne tarde pas à être atteint et succombe, le 8 mai 1349. *(De Haitze, hist. manusc. de la ville d'Aix, t. 1, p. 460)*.

En 1415, le juge Mage, de Sade en fait autant et provoque pour ce fait une plainte au roi Louis II, de la part des Etats de Provence réunis à Arles.

En 1523, tous les chanoines du Chapître, au nombre de vingt, prennent la fuite. « *Propter pestem, proh dolor ! viginti, omnes canonici, a dicta civitati, absentes erant.* (Arch. du Chap. d'Aix ; manusc. de la Biblioth. Méjanes, t. 1, p. 11).

En 1529, le premier président de Beaumont suit le même exemple et se retire à sa maison de campagne de St-Canadet où il meurt de la peste.

En 1580, tous les curés et les médecins, les deux grands vicaires et presque tous les chanoines quittent la ville. Il ne reste que deux de ces derniers : Matal et Bellanger, plus un apothicaire du nom d'Antoine Tiran, qui meurt de la peste. Plus tard même, Bellanger s'éloigne et Matal reste seul ; en sorte que cette malheureuse cité, disent les mémoires manuscrits du temps, « se trouve privée tout à la fois de prêtres, de médecins, d'apothicaires, d'or, d'argent et de blé ». *(Arch. du chap. t. 1, p. 30)*.

Pendant cette même peste de 1580, le premier consul, Honoré de Nas, le second consul, N. Castillon et l'assesseur Guiran sortent de la ville, au début de l'épidémie et refusent d'y rentrer, les deux premiers du moins, malgré l'invitation qui

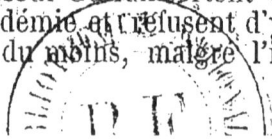

leur en est faite par le Conseil de ville et un arrêt de la Grand-Chambre du Parlement, siégeant à St-Maximin. *(Ibid. note de la fin du volume).*

Durant celle de 1629, il ne reste que trois chanoines, Marchier, prévot de St-Sauveur, de Mimata et Lieutard.

De Mimata, qui relate le fait, se plaint avec amertume de cette désertion. Après avoir signalé, en termes éloquents, l'état déplorable dans lequel la ville est plongée, abandonnée de la cour, de presque toutes les personnes de qualité, privée, pour ainsi dire, de société humaine et réduite au rôle des animaux, les habitants ne se parlant que de loin et avec méfiance, il ajoute ces paroles fort belles dans leur simplicité et qui respirent le véritable dévouement chrétien : « qu'il déplore surtout de voir la ville délaissée de ses confrères, *au temps de la plus grande nécessité et de la plus belle moisson pour le paradis.*» *(Ibid. p. 211).*

Le Parlement lui-même, messieurs, qui se montrait si empressé de rappeler les consuls à leurs devoirs, donnait tout le premier le mauvais exemple. A la moindre appréhension de peste, il s'éloignait et transportait son siège, tantôt à Brignoles, à Manosque, à St-Maximin, à Forcalquier, à Sisteron, à Apt, à Salon, à Pertuis ou ailleurs, selon les convenances de ses membres les plus influents, en particulier du premier président ; mais en ayant bien soin, sous prétexte de ne pas entraver l'action de la justice, de s'éloigner suffisamment pour se trouver à l'abri de tout danger..?

Quant aux faits particuliers concernant des médecins, des chirurgiens, des pharmaciens, des membres du clergé, des consuls fuyant la contagion, nous en avons déjà cité quelques uns ; mais leur nombre est si considérable que nous craindrions vraiment de fatiguer votre attention en les relatant tous ici. Qu'il nous suffise de vous dire qu'ils se reproduisaient invariablement à chaque nouvelle épidémie et qu'on les trouve d'autant plus nombreux qu'on remonte plus haut dans le moyen âge. On les voit déjà diminuer vers la fin du seizième siècle, d'avantage encore au dix-septième, et surtout au dix-huitième siècle, pendant la grande peste de 1720.

Pendant cette dernière, en effet, la conduite des représentants de l'autorité civile et religieuse, des médecins, même des simples particuliers, est bien différente de celle des époques antérieures.

Non seulement, on voit l'archevêque d'Aix, Mgr de Vintimille du Luc, rester à son poste, ce que ne paraissent pas avoir fait la plupart de ses prédécesseurs (1); mais on le voit encore, marchant sur les traces glorieuses de Mgr de Belzunce, à Marseille, se montrer plein de dévouement, de zèle et de charité pendant toute la durée de l'épidémie, visitant les infirmeries, consolant, encourageant et assistant de ses propres deniers, les indigents et les malades frappés par le fléau.

Le plus grand nombre des membres du clergé suivent cet exemple, venu de haut, ainsi que l'attestent suffisamment les registres mortuaires : Vingt prêtres ou religieux et quatre religieuses succombent, en effet, aux suites de la contagion, soit dans l'intérieur de la ville soit dans les diverses infirmeries où les malades étaient reçus, principalement celle des bords de l'Arc qui était de beaucoup la plus importante.

A côté de la belle conduite de Mgr de Vintimille et des autres membres du clergé, on ne saurait oublier celle des consuls, particulièrement celle de M. Clapier de Vauvenargues, premier consul et Procureur du pays, qui, à peine âgé de 35 à 36 ans, déclara, au début de l'épidémie, dans une réunion tenue le 30 septembre 1720, *qu'il ne quitterait pas la ville et qu'il était prêt à sacrifier jusqu'à la dernière goutte de son sang.*

---

(1) Il n'est fait mention nulle part, dans les archives du Chapitre, de la présence de l'archevêque à Aix, en temps de peste, sauf en 1720.

Il tint parole, messieurs, et durant toute cette terrible et longue calamité, il fit preuve d'une activité, d'un courage, d'une présence d'esprit et d'une prévoyance qui lui valurent jusqu'à sa mort la reconnaissance de ses concitoyens.

Quant au corps médical, sa conduite est également bien différente. Non seulement la majorité de ses membres restent dans la ville ; mais ils se dévouent courageusement et dix d'entr'eux, huit médecins ou chirurgiens et deux pharmaciens, meurent à la tâche et figurent avec honneur dans le martyrologe de la peste de 1720. Parmi eux, on trouve deux noms bien connus et chers à la cité : les docteurs Rouard et Eméric. Plusieurs médecins étrangers venus à Aix pour porter secours à sa malheureuse population, Chicoyneau, premier médecin du Roi et du Régent, Deidier, Fournier, Verny, etc., professeurs ou médecins de la faculté de Montpellier, donnent aussi des preuves d'un véritable dévouement et se conduisent de manière à exciter la reconnaissance des habitants. Ils s'efforcent de relever les courages que les progrès sans cesse croissants du mal ont profondément abattus. Dans ce but, ils affirment publiquement la non contagion de la peste, touchent et approchent sans crainte les pestiférés. Ajoutons que l'un d'eux, Sainte-Marie, paye de sa mort une semblable affirmation, et qu'il meurt deux jours après avoir voulu coucher dans les mêmes draps où était mort un pestiféré *(Papon, hist. de Provence, t. IV, p. 680).*

Ici se termine, Messieurs, l'histoire des diverses pestes qui ont ravagé le sol que nous foulons; malheureusement là ne s'arrêtent pas les maladies épidémiques qui ont affligé la ville d'Aix.

Le dix-neuvième siècle, il est vrai, n'a pas été témoin des horreurs de la peste, mais il n'a pas été, pour cela, à l'abri des grandes épidémies.

Un nouveau fléau, le choléra, originaire de l'Inde, comme la peste, est venu se substituer à cette dernière, et la Provence a été encore une des contrées les plus maltraitées.

Notre ville, en particulier, s'est trouvée aux prises avec ce nouvel ennemi, en 1835, 1837, 1849, 1854, 1865.

Le spectacle qu'elle a offert dans ces moments d'épreuve a été certainement affligeant; cependant, nous ne craignons pas d'être démenti en disant que si quelques défaillances individuelles peu nombreuses ont apparu çà et là, le sentiment du bien à accomplir, l'esprit de sacrifice, dont la peste de 1720 avait offert de si beaux et de si touchants exemples, se sont fait jour de nouveau avec une grande vivacité.

Il ne saurait entrer dans nos vues de faire ici l'éloge de tous ceux qui ont accompli honorablement leur devoir dans ces circonstances pénibles. Plusieurs sont encore parmi nous et nous craindrions de blesser leur modestie en rappelant publiquement le dévouement dont ils ont fait preuve.

Nous nous permettrons seulement de faire une exception en faveur de deux de nos concitoyens descendus dans la tombe, et qui ont droit, de toute manière, à cet hommage posthume, hommage que notre Académie du reste avait déjà rendu à l'un d'eux, en le nommant membre d'honneur, mais qui n'avait pas été jusqu'ici accordé à l'autre. Nous voulons parler de M. Antoine Aude et du docteur Pierre Carbonnel : le premier, comme ayant sollicité auprès de M. Thiers, alors ministre de l'intérieur, son ami particulier, les fonctions de maire d'Aix, au plus fort de l'épidémie de 1835, dans un moment où la panique était générale et le danger des plus sérieux ; le second, médecin de l'hôpital de notre ville, qui, ne consultant que son courage et le désir d'être utile, abandonna son domicile et sa famille pour aller s'enfermer dans l'hôpital, au milieu des cholériques, et y séjourna jour et nuit tant que dura l'épidémie.

De pareils faits, Messieurs, dispensent de tout éloge !

Quant aux personnes dont nous taisons volontairement les noms, leur conduite est assez connue et les services qu'elles ont rendus sont encore trop récents pour être entièrement oubliés. Nous nous bornerons à dire que dans toutes ces épidémies successives il s'est établi une véritable rivalité de zèle entre les représentants de l'autorité, les membres du clergé et du corps médical, pour venir au secours de la population et prendre les mesures nécessaires pour que des soins de toute sorte fussent assurés aux malades, particulièrement aux indigents, pendant le jour aussi bien que pendant la nuit, dans l'intérieur de la ville en même temps que dans la banlieue. Nous ajouterons que pour ce qui concerne le corps médical en particulier, son concours a été entièrement spontané dans toutes ces circonstances et que la plupart de ses membres ont refusé de recevoir la rétribution qui leur avait été allouée par le conseil municipal en 1854, pour les soins donnés aux indigents.

J'avais donc raison de le dire, Messieurs. notre société moderne, tout en laissant à désirer sous bien des rapports et tout en ayant besoin surtout d'être dirigée vers des aspirations élevées, n'est cependant pas aussi dégénérée qu'on le suppose parfois. Le sentiment du devoir, en particulier, ne tend pas à s'affaiblir au milieu de nous, et nous valons mieux que nos pères au point de vue de la bonté d'âme, de la générosité, du dévouement à la chose publique.

La raison de ce progrès incontestable, de cet adoucissement graduel de nos mœurs sociales, nous paraît pouvoir s'expliquer tout ensemble par notre civilisation plus avancée, nos idées de tolérance religieuse plus répandues, et, il faut bien le reconnaître aussi, par les exigences plus grandes de l'opinion publique, dont le contrôle s'exerce sur tout le monde et qui accepterait difficilement des actes tels que ceux dont les annales de notre ville nous ont permis de retracer le souvenir. Le clergé, d'ailleurs, de même que le corps médical, sont aujourd'hui plus instruits, plus pénétrés de leur mission charitable et plus désireux d'en remplir les obligations.

Permettez-nous, à ce propos, en terminant cette trop longue lecture, de faire remarquer que c'est surtout pendant le règne des épidémies qu'apparaît dans sa suprême beauté le rôle dévolu au prêtre, au fonctionnaire public, au médecin.

Faire abnégation presque complète de sa personne, se dévouer pour le salut des autres; employer son temps et ses veilles à lutter contre le fléau, en préparant et organisant les mesures à prendre pour le combattre ou en amoindrir les ravages; soutenir le moral des populations affolées; prodiguer des soins de toute sorte aux malheureux sans acception de rang ni de fortune, souvent même sans autre récompense que le sentiment du devoir accompli; consoler; soulager; répandre le bien autour de soi; faire, s'il le faut, le sacrifice de sa vie, ce sont-là, Messieurs, vous le penserez comme moi, de nobles et belles prérogatives.

Faisons des vœux pour que les uns et les autres, dans la sphère d'action qui leur incombe, se pénètrent tous les jours davantage de la beauté et de la sainteté de cette mission, afin qu'il leur soit donné de la remplir avec courage, conscience et fidélité si jamais les circonstances le nécessitent.

Sursum corda.... Que telle soit, pour notre patrie et pour chacun de nous, dans l'avenir plus encore que dans le passé, notre devise et notre règle de conduite...

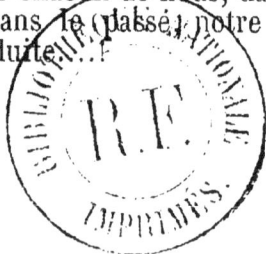

Aix. — Typ. Pust fils, rue du Grand-Boulevard, 5.